DU CROUP

ET

DE SON TRAITEMENT

PAR LA VAPEUR D'EAU;

SUIVI DE QUELQUES CONSIDÉRATIONS SUR LA NATURE DE CETTE MALADIE.

Par Wanner,

Docteur en Médecine de la Faculté de Paris, Médecin-Adjoint de l'Hôpital de Rambouillet, des Épidémies de l'Arrondissement, Membre du Conseil de Salubrité, etc., etc.

PARIS.

GERMER-BAILLIÈRE, LIBRAIRE,

RUE DE L'ÉCOLE DE MÉDECINE, N° 13 BIS.

Septembre 1834.

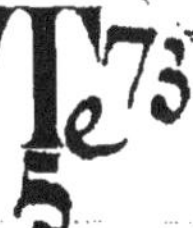

DU CROUP

ET

DE SON TRAITEMENT.

DU CROUP

ET

DE SON TRAITEMENT

PAR LA VAPEUR D'EAU;

SUIVI DE QUELQUES CONSIDÉRATIONS SUR LA NATURE DE CETTE MALADIE.

Par Wanner,

Docteur en Médecine de la Faculté de Paris, Médecin-Adjoint de l'Hôpital de Rambouillet, des Épidémies de l'Arrondissement, Membre du Conseil de Salubrité, etc., etc.

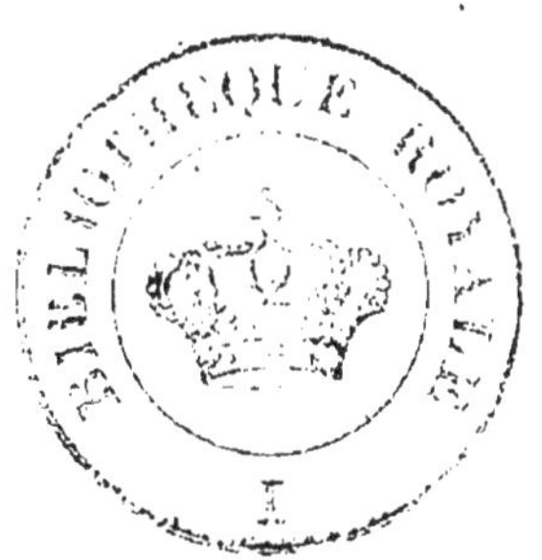

PARIS.

GERMER-BAILLIÈRE, LIBRAIRE,

RUE DE L'ÉCOLE DE MÉDECINE, N° 13 BIS.

Septembre 1834.

A Monsieur

DELORME,

CHEVALIER DE LA LÉGION-D'HONNEUR,

Sous-Préfet de l'Arrondissement de Rambouillet.

Hommage Respectueux de l'Auteur.

WANNER.

AVANT-PROPOS.

Depuis que j'exerce la médecine à Rambouillet, chaque année, pendant les saisons humides et pluvieuses, j'ai toujours eu l'occasion de donner mes soins à des enfans atteints du Croup. Dans les commencemens, quoique je misse en usage les moyens jusqu'à présent indiqués, j'avais la douleur de voir succomber au moins la moitié de mes malades ; la manière dont les militaires se guérissent de leurs rhumes, en buvant du vin chaud, moyen qui n'agit qu'en déterminant chez eux des sueurs abondantes, me fit penser que je pourrais obtenir des résultats avantageux de la vapeur d'eau, ou de décoction de guimauve ou d'infusion de sureau, dont on entourerait le malade, et que l'on prolongerait autant qu'il *serait utile de le tenir en sueur et d'exciter la peau*. L'emploi de ce moyen doit être d'une utilité incontestable lorsque le Croup est compliqué de fièvres éruptives, telles que variole, scarlatine, rougeole; et il ne pourrait pas être nuisible dans l'asthme de Millar. Enfin, je pense que l'on peut également mettre en usage cette médication dans toutes les affections catarrhales des organes respiratoires. Les succès que j'ai obtenus par l'excitation de cette fonction naturelle (l'exhalation cutanée), m'ont engagé de publier cet opuscule, dans l'idée que je pourrais être utile à l'humanité; j'ai cru également pouvoir localiser l'inflammation par le caractère de la voix, lorsque cette affection occupe le larynx ou le pharynx. La nature de cette maladie m'ayant toujours paru catarrhale, j'ai cherché à en établir la preuve par les expériences de Chaussier sur les animaux; une seule que j'ai pu faire, a été entièrement favorable à cette opinion. Enfin, ayant soumis à l'analyse chimique des fausses membranes croupales et des crachats provenant de différentes affections catarrhales des organes respiratoires, le résultat de ces expériences m'a convaincu que toutes les productions de la muqueuse qui tapisse les conduits aériens et les poumons, étaient composées d'albumine.

La dernière expérience rapportée dans ce Mémoire, et dans laquelle plusieurs crachats recueillis dans différentes affections pulmonaires, préalablement mis dans de l'eau et chauffés ensuite fortement, se coagulèrent, peut être une preuve que la chaleur produite par l'inflammation dont alors sont atteints le larynx et la trachée (chaleur qui doit être augmentée par le peu d'espace que présentent ces organes), est sans nul doute la cause unique de la concrétion de la matière sécrétée.

DU CROUP

ET

DE SON TRAITEMENT.

L'état peu avancé où était autrefois l'anatomie pathologique, avait fait du Croup une maladie peu connue. Arétée paraît l'avoir observée, et lui donna, dans la description qu'il en fit, le nom d'ulcère *égyptiac* ou *syriac*. Depuis ce grand homme, les auteurs ne nous fournissent, sur cette maladie, aucun renseignement; cependant elle a dû être observée aussi fréquemment que de nos jours; mais, soit que les ouvrages où cette affection était décrite, ne nous soient pas parvenus, ou bien qu'elle ait été confondue avec d'autres, les écrivains qui précédèrent ceux du dernier siècle, ont gardé sur cette maladie le silence le plus absolu. Baillou, le premier, signala cette sécrétion albumineuse, appelée jusqu'à présent fausse-membrane; le médecin Ghisi, dans un ouvrage qui parut en

1749, en démontra de nouveau l'existence; quelque temps plus tard, Home et Michaëlis en donnèrent de bonnes descriptions; à-peu-près à la même époque, Millar reconnut cette affection, que l'on peut confondre avec le Croup, et à laquelle il donna le nom d'*asthme*, et que M. Guersent désigne sous celui de *pseudo-croup*. De nos jours, et à différentes époques, plusieurs écrits en furent publiés, tels que ceux de Jurine, Vieusseux, Royer-Collard, et de MM. Double, Bretonneau, Guersent, etc., etc.

Le Croup est une inflammation de la membrane muqueuse des voies aériennes, avec exsudation d'une matière albumineuse qui se concrète, absolument semblable, par sa nature, à celle produite dans le catarrhe pulmonaire.

Les maladies qui peuvent compliquer le Croup, sont : l'angine, la bronchite, la pneumonie, la phthisie pulmonaire, la gastrite, l'entérite, l'embarras gastrique intestinal, la rougeole, la variole, la scarlatine, la miliaire, etc.

Cette maladie, qui attaque particulièrement les enfans, sévit cependant, mais moins fréquemment, contre les adultes, et même, quoique très rarement, contre les vieillards. Nous savons tous que c'est de cette terrible affection que mourut l'homme le plus célèbre de l'Amérique, Wasingthon. Les deux sexes y sont également exposés. Elle règne dans toutes les saisons de l'année, mais principalement en automne et au printemps, où la température est humide et froide, et sous toutes les latitudes. Mais on l'observe plus souvent dans les pays froids et pluvieux, sur les bords de la mer, des lacs, des étangs, et dans les vallées humides.

Les enfans lymphatiques, ceux qui sont soumis aux influences des températures que nous venons d'indiquer, enfin ceux que l'on habille légèrement, sont plus exposés à cette maladie.

La transition subite d'une température chaude à une température froide, le refroidissement des pieds, les vêtemens mouillés qui sèchent ensuite sur le corps, les cris, le chant, la déclamation, les vapeurs âcres respirées, enfin tout ce qui peut produire une irritation directe sur les voies respiratoires, sont autant de causes de cette affection.

Si le Croup, comme nous l'avons dit, est soumis à l'influence des saisons, il est, par conséquent, endémique; et, puisqu'il peut exister dans différens lieux, il est aussi sporadique. Les opinions émises par Samuel Bard et Field Rosen, prouvent qu'il peut être contagieux. Les deux faits suivans, observés par M. Bretonneau pendant l'épidémie de Tours, sont évidemment des plus concluans pour cette opinion. Dans un pensionnat où trente élèves étaient admis comme externes, douze furent successivement attaqués du Croup, dont aucun cas n'avait pas encore été observé dans la ville; quatre ou cinq en furent victimes, ainsi que plusieurs personnes de leur famille. Un élève en pharmacie, convalescent de l'affection épidémique, se rend à la campagne, chez un vigneron; bientôt la femme et un des enfans de ce vigneron en sont atteints et meurent. A l'autopsie, on voit la matière albumineuse concrétée qui tapisse le pharynx et les voies aériennes.

Comme il me semble très important de déterminer si l'inflammation de la muqueuse débute, soit par la région pharyngienne ou par le larynx et la trachée, je vais tâcher de donner la description des différens symptômes qui peuvent le faire reconnaître.

Signes de l'inflammation pharyngienne.

1re Période. — D'après la plupart des descriptions que l'on a données des épidémies de Croup, nous voyons que, dans ce cas, l'inflammation commence presque toujours par l'arrière-gorge; le malade éprouve alors des alternatives de chaleur et de froid, un sentiment de pesanteur et de lassitude, qui est bientôt accompagné de céphalalgie, d'assoupissement; il est enroué, éternue souvent, et éprouve un mouvement fébrile plus prononcé le soir qu'aux autres époques de la journée; les yeux sont larmoyans et injectés; la respiration est un peu gênée; bientôt il se joint de la toux, la voix est grave et rauque, le visage rouge, la peau chaude, le pouls accéléré; les ganglions cervicaux s'engorgent et font saillie sous la peau; le malade se plaint d'une douleur plus ou moins forte dans l'arrière-gorge; si on lui fait ouvrir la bouche, on aperçoit, pour la plupart du temps, la muqueuse du voile du palais et du pharynx d'un rouge vif.

Signes de l'inflammation laryngienne.

1re Période. — Lorsque cette maladie débute par les voies respiratoires (la trachée ou les bronches), le diagnostic est alors très obscur; le malade n'éprouve qu'une petite toux, et se plaint quelquefois d'une légère douleur à la partie antérieure du cou.

Inflammation pharyngienne.

2e Période. — L'inflammation augmentant

d'intensité et les follicules muqueux étant surexcités, ils sécrètent alors plus abondamment la matière albumineuse, qui se concrète d'après le degré de chaleur et de sécheresse, résultat de l'état dans lequel se trouvent les parties malades. On peut apercevoir cette concrétion sur les amygdales, l'arrière-gorge; les quintes de toux sont plus rapprochées, la voix est rauque et ressemble à celle d'un petit chien, phénomène que l'on peut expliquer par la manière dont le son, déjà formé dans la glotte, vient frapper les parties enflammées de l'arrière-bouche ainsi que le voile du palais. J'ai observé ce son de voix dans des angines tonsillaires intenses.

Inflammation laryngienne.

2e Période. — Lorsque l'inflammation a gagné le larynx, soit qu'elle ait commencé par l'arrière-bouche ou par la trachée, ou bien qu'elle ait débuté par le larynx lui-même, on entend, pendant l'inspiration et l'expiration, un petit frémissement continuel, qui devient sifflement pendant les accès de toux. Pour la plupart du temps, les malades se plaignent d'une sensation douloureuse, soit au larynx, à la trachée-artère ou à la partie supérieure et antérieure du sternum. Pendant l'intervalle des accès, la voix est lente, faible, et retentit dans le larynx et la trachée comme dans un tube d'airain. On a remarqué que, pendant la toux, le son de la voix ressemblait à celui du coq, ce que l'on doit attribuer à l'inflammation de la muqueuse, dont une duplicature forme les ligamens supérieurs de la glotte, ainsi que les inférieurs, qui contiennent dans leur épaisseur une bande fibreuse assez épaisse; les ventricules du larynx sont alors rétrécis; les ligamens, se trouvant tendus, resserrent l'espace qui donne passage à l'air, et, offrant plus de résistance que dans l'état normal, ils doivent donner des vibrations excessivement rapprochées, et produire ce son qui a tant d'analogie avec le cri du coq; la face est pâle et comme bouffie, excepté pendant les quintes de toux, ou bien lorsque la fièvre augmente; les lèvres sont violettes; le malade est triste et porté au sommeil; le pouls est accéléré et la respiration fréquente.

3e Période. — Elle commence plus ou moins promptement, quelquefois au bout de vingt-quatre heures, d'autres fois après trois, cinq ou sept jours, même plus tard, lorsque l'inflammation débute par le pharynx. Les accès sont presque continus; la respiration est accélérée et le pouls est petit et fréquent, irrégulier, intermittent; la toux est rare ou nulle, elle est moins sonore; la voix est entièrement éteinte; le sifflement, entre les inspirations, est très considérable; plus le malade est en danger, plus il tombe dans l'assoupissement, et il n'en est tiré que par les tourmens horribles de la suffocation. Alors il fait tous ses efforts pour respirer, il porte sa main à la partie antérieure du cou, renverse sa tête en arrière, se jette sur son séant, debout sur son lit, où il se traîne pendant plusieurs minutes, et retombe ensuite dans l'affaissement; les muscles inspirateurs et les muscles antérieurs du cou sont dans un état de contraction convulsive; les ailes du nez sont agitées; la tête et le corps se couvrent d'une sueur froide : le malade alors périt dans un état d'anxiété impossible à rendre, ou s'éteint dans un abattement extrême, la face pâle et décomposée.

Si le Croup présente des variétés, ce ne doit être que par le degré d'inflammation et d'après les individus qui en sont atteints. L'inflammation sera plus considérable et fera des progrès plus rapides, chez l'enfant d'un tempérament sanguin; chez ceux d'une constitution lymphatique, l'inflammation sera plus lente et la sécrétion moins concrète; chez ceux colères et d'une constitution nerveuse, excitable, le pouls sera petit, fréquent, serré et souvent irrégulier; enfin, chez les enfans à la mamelle, et chez ceux qui sont rassemblés en grand nombre dans les hospices, où l'air est vicié, l'état général des malades présentera un aspect tout particulier et des signes évidens d'une altération septique des liquides; le pouls sera lent, la peau sale et terreuse, la faiblesse extrême, l'haleine fétide; dans ce cas, la matière sécrétée qui tapisse les voies respiratoires, a une consistance molle et friable, semblable à celle du fromage mou.

Quant à l'affection qui règne pendant les épidémies de Croup, et que l'on a désignée sous le nom de pseudo-croup, cette maladie a-t-elle été jusqu'ici bien observée? N'a-t-on pas confondu, avec elle, une légère inflammation du conduit respiratoire? D'après M. Guersent lui-même, elle est précédée et suivie de toux et d'expectoration de crachats muqueux; ce qui me ferait croire que ce peut être une légère inflammation de la muqueuse, c'est qu'elle naît sous les mêmes influences que le Croup, mais avec des symptômes moins graves; et comme elle cède toujours à un simple traitement adoucissant, et que la terminaison en est toujours heureuse, on a pu facilement la confondre avec le pseudo-croup.

Pour le pseudo-croup proprement dit, ou asthme de Millar, où on ne trouve pas d'inflammation dans la trachée, et où il n'y a aucune trace de fausses-membranes, cette maladie n'appartenant pas à l'affection dont je m'occupe, je n'en donnerai ici aucun détail. Cependant je demanderai si les symptômes simulant le Croup, qui ont lieu par accès d'abord très violens, ensuite moins intenses, ne dépendent pas de spasmes qui auraient leur siége dans les nerfs du larynx et de la trachée? Toujours est-il que, dans cette maladie, les anti-spasmodiques sont les seuls moyens employés avec succès.

Un grand nombre d'affections pouvant simuler le Croup, et par conséquent induire le médecin en erreur, je vais tâcher de rapporter, en peu de mots, les symptômes caractéristiques de ces différentes maladies.

Coqueluche. Symptômes généraux et précurseurs de la bronchite, toux fréquente accompagnée d'efforts considérables d'inspirations avec ou sans expectoration de mucosités; la voix est sifflante, mais seulement de loin en loin; la toux revient par accès et par quinte, et il se fait plusieurs expirations convulsives pour une seule inspiration.

Asthme aigu de Millar, ou Pseudo-Croup.

Il n'y a pas d'expectoration, le son de la voix imite beaucoup celui observé dans le Croup : grande gêne de la respiration, peu ou point de fièvre; les accès d'abord très violens, ensuite moins intenses, reviennent à des intervalles périodiques.

Catarrhe suffoquant. Début semblable à celui du Croup; la respiration est stertoreuse, il n'y a aucune rémission dans les accès.

Angine gangreneuse. Altération de la voix, point de son croupal ni de toux, couleur livide du fond de la gorge, escharres plus ou moins étendues, faiblesse du pouls, anxiété extrême, stupeur, délire, aucune rémission dans les symptômes, haleine fétide.

Angine séreuse. Il n'y a que les individus lymphatiques qui en sont affectés. Oppression, gêne de la déglutition, altération de la voix.

Angine mercurielle. Ulcération couenneuse et rongeante des amygdales et du voile du palais, déglutition peu douloureuse tant que la maladie n'a pas fait de grands progrès.

Le Croup est une maladie extrêmement grave; l'adulte sera moins en danger que l'enfant; ce qui tient, chez ce dernier, au peu de développement du larynx, et ce qui l'expose davantage à la suffocation. On devra craindre plutôt pour un sujet faible déjà débilité par des maladies, que pour un enfant robuste et pléthorique, chez lequel on pourra employer une médecine active; mais ce qui doit guider dans le pronostic, ce sont surtout les symptômes. Ainsi, si la respiration est difficile, la suffocation imminente, si les accès ne présentent presque pas de rémission, si le pouls est petit, faible, irrégulier, intermittent, il est facile de voir que le malade court le plus grand danger, et qu'il doit très-probablement succomber. Dans ce cas, il arrive souvent que les accès sont comme suspendus, et que le malade éprouve un calme et une tranquillité presque inespérés à la suite de l'expectoration de quelques portions de matière albumineuse concrétée; mais ce mieux n'est que passager, et il survient bientôt un accès plus violent que les précédens : cette expectoration n'est donc pas d'un augure favorable, et Vieusseux et S. Bard rapportent au contraire avoir toujours vu succomber ceux auxquels ils avaient vu rendre des fausses membranes.

Le Croup compliqué d'angine gangreneuse, de rougeole, de scarlatine, de variole, est presque constamment mortel.

Le médecin doit encore avoir égard à l'époque à laquelle il est appelé : dans la première période, il peut presque toujours espérer; mais c'est souvent dans la seconde que l'on réclame ses soins, et déjà, à cette époque, les chances sont bien peu favorables; dans la troisième période on perd presque constamment, pour ne pas dire toujours, ses malades.

La marche de cette maladie est, pour l'ordinaire, continue. Je ne sache pas que les faits d'intermittence, rapportés par Jurine, aient été confirmés par de nouvelles observations. Le fait cité par M. Bulliard (*Archives générales*, décembre 1826), d'une petite fille qui, pendant sa maladie, présenta des symptômes évidens du Croup; qui, à différentes fois, avait expectoré des portions de fausses membranes, et qui en présenta encore à l'autopsie, semblerait démontrer que cette maladie peut suivre une marche chronique. Laënnec rapporte l'observation d'un malade auquel il donna ses soins pour une suppuration d'une tumeur scrophuleuse de la thyroïde, et chez lequel des quintes de toux un peu sèche amenèrent, au bout de deux mois, des portions de fausses membranes, dont l'existence n'était nullement soupçonnée. Aucun symptôme du Croup ne s'étant fait remarquer pendant tout ce temps, cette observation indiquerait plutôt une bronchite chronique.

La durée de cette maladie peut être extrêmement variable. La terminaison doit-elle être fatale? la mort a lieu le huitième, sixième, quatrième jours, et même on voit des Croups mortels en moins de trente-six heures. Au contraire, si les symptômes s'amendent, il est facile de reconnaître, jour par jour, les progrès de la résolution, en examinant l'intérieur de la gorge; la matière sécrétée se détache et est remplacée par une exsudation moins épaisse, moins concrète, absolument semblable au mucus catarrhal. D'autres fois, comme l'a observé M. Bretonneau, et comme le prouve la pièce anatomique du cabinet du professeur Sœmmering, la fausse membrane ne tombe pas, mais elle est absorbée, et, en s'amincissant, elle devient assez transparente pour laisser apercevoir la membrane muqueuse qui lui est subjacente; et enfin, par la suite, elle disparaît tout-à-fait.

Autopsie. Les habitudes extérieures du corps sont absolument les mêmes que celles des personnes mortes asphyxiées; la face est livide, pâle; le cerveau, les poumons, et en général les organes parenchymateux sont congestionnés; le système veineux est rempli d'une grande quantité de sang noir coagulé.

Les voies aériennes, qui doivent entièrement fixer notre attention, présentent une matière albumineuse organisée en fausse-membrane; son épaisseur est un peu plus considérable dans le larynx que dans la trachée et le pharynx; cette épaisseur varie d'une ligne à une demi-ligne, ce qui tient au degré d'inflammation et à la marche plus ou moins rapide que suit la maladie; sa consistance, pour la plupart du temps, est semblable à celle du blanc d'œuf coagulé; quelquefois cependant elle est plus molle, surtout à mesure qu'elle s'éloigne du larynx, où elle ressemble à un mucus plus ou moins épais; néanmoins cette dernière circonstance n'est pas constante, ainsi que nous le démontrent les observations rapportées par Michaëlis, Van Bergen, Monro l'aîné, qui ont trouvé la concrétion organisée en fausses-membranes jusque dans les ramifications bronchiques; sa couleur est très variable, tantôt elle est blanche et transparente, tantôt jaunâtre et opaque, ou piquetée de points rouges, ou de stries de la même couleur, du côté qui est en rapport avec la muqueuse; dans les angines gangreneuses, elle est livide et même noirâtre.

La matière concrétée est quelquefois très adhérente à la muqueuse ; dans d'autres cas, elle en est séparée par un liquide visqueux non coagulé ; sa face externe présente souvent des points sanglans et quelques stries rougeâtres, qui ne sont autre chose que des petits vaisseaux qui se répandent, dans des directions variées, à l'intérieur de cette concrétion pseudo-membraneuse, ainsi que l'ont observé MM. Ribes, Brera, Desruelles, Guersent, et comme l'ont démontré, dans ces derniers temps, les expériences de Chaussier.

La forme et l'étendue de cette concrétion sont extrêmement variables ; quelquefois ce sont des plaques lichénoïdes ou des lambeaux plus ou moins étendus; mais, le plus souvent, elle représente un véritable tube moulé sur les parties qu'elle revêt. La matière concrétée ne se borne pas toujours à ces parties, elle envahit quelquefois les fosses nasales, dont elle recouvre toutes les anfractuosités, et vient même se montrer à l'extrémité d'une des narines, comme l'a observé M. Guersent ; d'autres fois elle parcourt toute l'étendue de l'œsophage et arrive jusqu'au cardia. M. Bretonneau rapporte que, chez une femme de trente ans, la concrétion membraniforme dépassait le conduit auditif externe, et s'étendait à une partie de la conque ; il y avait, dit ce médecin, entre l'affection de l'oreille et celle des organes respiratoires, la plus parfaite analogie.

Je puis opposer à cela l'observation faite sur un jeune garçon de huit ans, qui n'était nullement affecté de Croup, qui avait seulement une simple rougeole avec inflammation considérable des muqueuses du nez, des yeux, de l'arrière-bouche, et qui présenta sur la joue droite, où il portait une large écorchure avec perte de l'épiderme, une concrétion pseudo-membraneuse.

La muqueuse est ordinairement tuméfiée et d'une couleur rouge vive et foncée.

D'après ce que j'ai pu observer, et d'après ce que rapportent les auteurs, je pense que, pour la plupart du temps, dans les épidémies, cette affection doit commencer par la région pharyngienne ; mais, quelle que soit la cause qui produise cette maladie, la muqueuse, une fois enflammée, est soumise à tous les degrés inflammatoires qui lui sont propres, et offre les mêmes résultats dans ses sécrétions, qui ne varient que d'après la constitution du sujet et la violence de l'inflammation. La nature du Croup est donc tout-à-fait catarrhale, semblable à toutes les inflammations des voies aériennes, dont elle ne diffère que par son siége. Ainsi, dans la coqueluche, où l'inflammation est à la base de la trachée-artère, on a vu souvent des enfans expectorer des fausses-membranes. Moi-même j'ai eu occasion d'observer deux cas de Croup à la suite de coqueluche.

Si, dans l'angine gangreneuse et dans le Croup asthénique, la matière sécrétée est friable et semblable au fromage mou, cela tient probablement à ce que cette matière est altérée par la décomposition putride qui doit avoir lieu dans ce cas.

A l'exemple de Chaussier, ayant injecté, dans le larynx d'un chien, de l'eau fortement animée par l'acide sulfurique, au bout de quarante-huit heures l'autopsie présenta, dans les voies aériennes, des fausses-membranes que l'analyse me démontra être entièrement formées d'albumine.

J'ai mis également dans de l'eau différens crachats provenant des organes de la respiration, ainsi que des fausses-membranes croupales rejetées à la suite de vomissemens; ils se comportèrent dans ce liquide comme tous les corps insolubles; traités par une solution fortement chargée de nitrate de potasse, ils se ramollirent et prirent la consistance de mucosités transparentes; en les traitant à froid et à chaud, par une solution de carbonate de soude et de potasse, j'en obtins la dissolution, qui, de nouveau traitée par l'acide hydrochlorique, donna pour résultat un précipité qui fut redissous par un excès d'acide ; ils se dissolvèrent aussi dans les principaux acides, tels que sulfurique, nitrique, acétique et l'ammoniaque.

Ayant mis plusieurs crachats et des portions de fausses-membranes dessécher à l'aide de la chaleur, ils répandirent une odeur particulière et se prirent en masse solide, dure, opaque et blanchâtre comme l'albumine.

A l'incinération, ils fournirent du phosphate de chaux et du carbonate de soude, et se comportèrent avec tous les réactifs comme l'albumine.

Des crachats, de diverses affections catarrhales, des organes de la respiration, mis dans de l'eau que je chauffai fortement, se coagulèrent par la chaleur et prirent la consistance de fausses-membranes.

Ainsi ces expériences démontrent d'une manière évidente, que toutes les sécrétions qui ont lieu dans les affections de la muqueuse des voies respiratoires, sont formées entièrement d'albumine qui est rejetée en mucosité lorsque l'inflammation est peu considérable, et qui se concrète lorsque le conduit aérien est violemment enflammé ou dans un état de sécheresse, à la suite d'une affection chronique.

L'anatomie pathologique nous indique que le Croup est une inflammation de la muqueuse du larynx, qui peut débuter par celle de la trachée ou du pharynx, avec exsudation d'une matière albumineuse qui se concrète : c'est donc contre cette inflammation première qu'il faut que le médecin dirige tous ses soins, afin de diminuer la sécrétion et empêcher, s'il est possible, la concrétion d'avoir lieu.

Il faut d'abord avoir recours aux antiphlogistiques, au premier rang desquels on doit placer la saignée. Il est impossible de préciser ici la quantité de sang qui peut être tirée, ce n'est que la constitution du malade qui doit guider dans ce cas : le malade est-il fort, pléthorique, le pouls est-il large, développé, il faut pratiquer alors une saignée générale, si son âge le permet. Pour la plupart du temps, on ne doit pas (à moins que ce ne soit chez des enfans faibles, où les émissions sanguines sont toujours nuisibles) être trop avare de sang, car si cette inflammation est attaquée franchement dès son début, peut-être sera-t-on assez heureux pour la faire avorter.

A mon avis, je pense que les saignées locales doivent être plus avantageuses que les saignées générales, à moins que le Croup ne soit compliqué de bronchite, de pneumonie ou de pleurésie; car ces dernières, plus convenables pour dégorger les organes parenchymateux enflammés, sont bien moins actives que les saignées locales, lorsqu'il s'agit d'une inflammation de la muqueuse.

On donne, pour boissons, des tisanes et des potions adoucissantes et relâchantes.

Il est de la plus grande importance de bien distinguer si l'inflammation commence par le larynx ou le pharynx, et de préciser les différentes périodes, car c'est sur ces distinctions que doit varier le traitement.

Si cette maladie débute par le pharynx, on peut facilement modifier la nature de l'inflammation, ou plutôt la faire avorter, en insufflant de l'alun. M. Bretonneau a employé, avec le plus grand succès, ce moyen, préconisé par les plus anciens médecins contre l'angine maligne. Arétée le regardait comme l'agent le plus actif que l'on puisse opposer à cette maladie. L'instrument que le médecin de Tours a inventé, est, à mon avis, le plus commode pour insuffler ce médicament. L'acide hydrochlorique fut également porté avec succès dans l'arrière-gorge, au moyen d'une éponge attachée à une baleine flexible. Sous l'influence de cet acide, les parties du pharynx se tuméfient d'abord, la fausse-membrane devient plus épaisse; mais, au bout de vingt-quatre heures, tous les symptômes s'amendent, et l'inflammation est neutralisée : il suffit de deux ou trois applications pour en arrêter les progrès. Dans ces derniers temps, on a employé la solution de nitrate d'argent, qui a offert les plus heureux résultats.

Tels sont les moyens topiques que l'on peut employer, conjointement avec les antiphlogistiques et les bains de vapeur, lorsque l'inflammation est bornée au pharynx. Mais lorsque les symptômes indiquent que cette inflammation existe dans le larynx et la trachée, il faut avoir recours à des moyens qui agissent plus directement sur l'inflammation de cette région, et tenter, après avoir mis en usage les antiphlogistiques, de diminuer l'inflammation, et empêcher la concrétion albumineuse par une méthode perturbatrice.

Si l'inflammation des organes digestifs ne complique pas le Croup, l'émétique est un des médicamens les plus actifs pour détruire cette maladie, soit par la révulsion qu'il opère, ou bien par les secousses de vomissement qu'il détermine : on l'emploie tantôt à petite dose, tantôt à dose considérable, souvent seul, quelquefois combiné avec le camphre.

Les dérivatifs non-irritans, les cataplasmes émolliens, les pédiluves, et les fomentations émollientes sur les extrémités, doivent être mis en usage chez les individus irritables et pléthoriques, chez lesquels on doit rejeter les dérivatifs plus actifs, tels que sinapismes, vésicatoires, très convenables pour les enfans débiles et d'un tempérament lymphatique.

Dès que les symptômes inflammatoires sont calmés, il faut de suite passer aux moyens qui tendent à remplir la principale indication, et faciliter le décollement et l'expectoration de la fausse-membrane.

Les préparations mercurielles, l'oximel scillitique, le poligala seneca, les hydro-sulfures d'antimoine, sont les moyens qui ont été jusqu'ici recommandés et employés. Parmi ces agens thérapeutiques, le calomel est le médicament dont les bons effets ont été le plus constatés : on le donne à la dose d'un grain ou deux par heure, dans une cuillerée d'eau sucrée ; s'il détermine la salivation ou bien une irritation intestinale trop forte, il sera utile alors d'en cesser l'emploi. Les frictions mercurielles sur les parties latérales du cou, secondent puissamment le

3

calomel; on doit souvent les employer concurremment avec ce médicament, mais il faut s'en abstenir lorsque les ganglions sous-maxillaires sont engorgés. On a également obtenu des avantages incontestables de l'oximel scillitique, associé à d'autres expectorans.

N'ayant pas toujours obtenu dans ma pratique les résultats que j'espérais de ces moyens, je pensai que, par rapport à la grande sympathie qui existe entre la muqueuse et la peau, l'on pourrait employer avec succès, contre cette affection locale et circonscrite, un agent qui agirait comme dérivatif sur toute la surface de cette dernière membrane. L'on sait que les militaires se guérissent de leurs rhumes en buvant du vin chaud, ce qui provoque chez eux des sueurs considérables. D'après ces idées, je plongeai donc mes malades dans une atmosphère de vapeur aqueuse assez forte pour déterminer des sueurs abondantes, ce qui me fit obtenir des résultats que j'étais loin d'attendre. Ce moyen peut être continué plusieurs jours de suite avec ou sans interruption; mais il est extrêmement utile que le malade soit toujours tenu en sueur, car si elle venait à disparaître, il conviendrait alors de recommencer à le maintenir dans cette vapeur humide. Dès le début de la maladie, la vapeur d'eau, ou de décoction de guimauve, d'infusion de sureau, etc., peut être mise en usage.

Le jeune Martin, du Perray, âgé de 18 mois, enfant des plus débiles, d'une constitution nerveuse, fut pris, le 27 janvier 1833, de tous les symptômes du Croup. Comme cet enfant était très faible, j'employai sur-le-champ l'émétique, sans avoir recours aux émissions sanguines; le calomel fut administré à l'intérieur, à la dose d'un grain toutes les deux heures, tisane gommeuse pour boisson, lock, etc. Après le vomitif, je fis entourer le lit de l'enfant de cinq à six grands vases remplis d'eau bouillante, renouvelée aussitôt qu'elle refroidissait; une grande couverture de laine entourait le berceau et concentrait sur ce petit malade la vapeur aqueuse, qui fut continuée, à quelque interruption près, pendant cinq jours; on eut soin qu'il fût toujours maintenu en sueur. J'eus la satisfaction de voir cet enfant entièrement guéri le 3 février.

Le 8 novembre de la même année, le jeune Duthuillé, de Rambouillet, fut également atteint de cette maladie; comme cet enfant était très pléthorique, je lui fis appliquer, dès les premiers momens, quatorze sangsues à la partie antérieure du cou, et aussitôt qu'elles furent tombées, j'administrai l'émétique à la dose de deux grains. Dans les vomissemens on voyait plusieurs fausses - membranes ; le calomel était donné à l'intérieur à la dose d'un grain toutes les deux heures ; tisane gommeuse, infusion de violette pour boissons, lock, etc. La toux, malgré ces moyens, était toujours sèche et croupale ; cet enfant alors fut plongé dans une atmosphère de vapeurs humides qui fut continuée presque sans interruption pendant trois jours. Dès le second jour de l'emploi de ce moyen, la toux était grasse et ressemblait à celle d'une simple bronchite.

Appelé en consultation, conjointement avec mon estimable confrère, M. Brunel, pour l'enfant d'un notaire de cette ville, ce traitement fut encore couronné de succès ; depuis j'employai de nouveau cette médication sur trois petits malades, dont deux furent complètement guéris ; malheureusement lorsque je vis celui qui devait succomber, ce fut avec peu de confiance que je la mis en usage, car l'enfant était dans la dernière période, et certes si j'eusse connu les résultats heureux que vient tout récemment d'obtenir, de la trachéotomie, M. le docteur Trousseau, par les soins que ce médecin a apportés à la suite de cette opération, je n'aurais pas balancé un seul instant de la proposer comme unique moyen de conserver la vie à ce malade.

Si le Croup est compliqué de spasmes nerveux, le camphre, l'assa-fœtida, le musc, le castoréum et l'éther, sont employés, soit à l'intérieur, par la bouche ou l'anus, ou bien en frictions à l'extérieur, en suspension dans l'huile ou l'onguent mercuriel. Les sueurs provoquées par la vapeur d'eau, pourront être encore, dans ce cas, un moyen très efficace.

Lorsque, malgré les soins les mieux dirigés, le malade arrive dans la troisième période, ou que, par une négligence impardonnable, le médecin n'est appelé qu'à cette époque, on ne doit plus compter alors sur le succès d'aucuns agens thérapeutiques. Et comment pourraient-ils agir sur des organes dont l'action est anéantie? En praticien habile, le médecin ne doit donc pas perdre un temps précieux, pendant lequel il est encore possible de sauver la vie au malade. La seule chose qui doive l'occuper, c'est de pratiquer le plus promptement possible la trachéotomie : cette opération, conseillée par Thomas Bartholin, Home, Moreau, Michaëlis, Vicq-Dazir, avait été rejetée par la plupart des médecins modernes ; elle fut pratiquée de nos jours avec quelque succès, par MM. Bretonneau et Bulliard ; mais ce n'est que par la manière toute particulière dont M. Trousseau soigne ses malades, après cette opération, que les résultats les plus heureux furent obtenus par ce médecin distingué. *

* Voyez *Journal des connaissances Médico-Chirurgicales*, septembre, octobre 1833, et juin 1834.

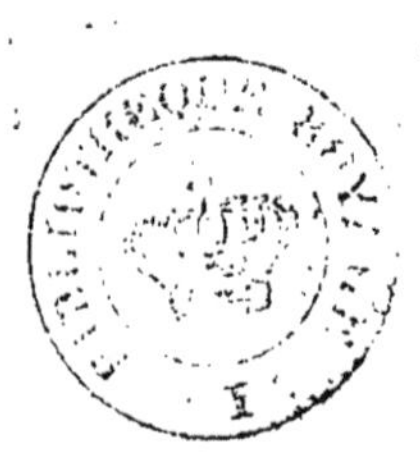

Imprimerie de E. Chaignet, à Rambouillet.

www.ingramcontent.com/pod-product-compliance
Ingram Content Group UK Ltd.
Pitfield, Milton Keynes, MK11 3LW, UK
UKHW020507180726
13839UKWH00004B/1954

9 782329 169453